759

LE VERBE BASQUE EN TABLEAUX.

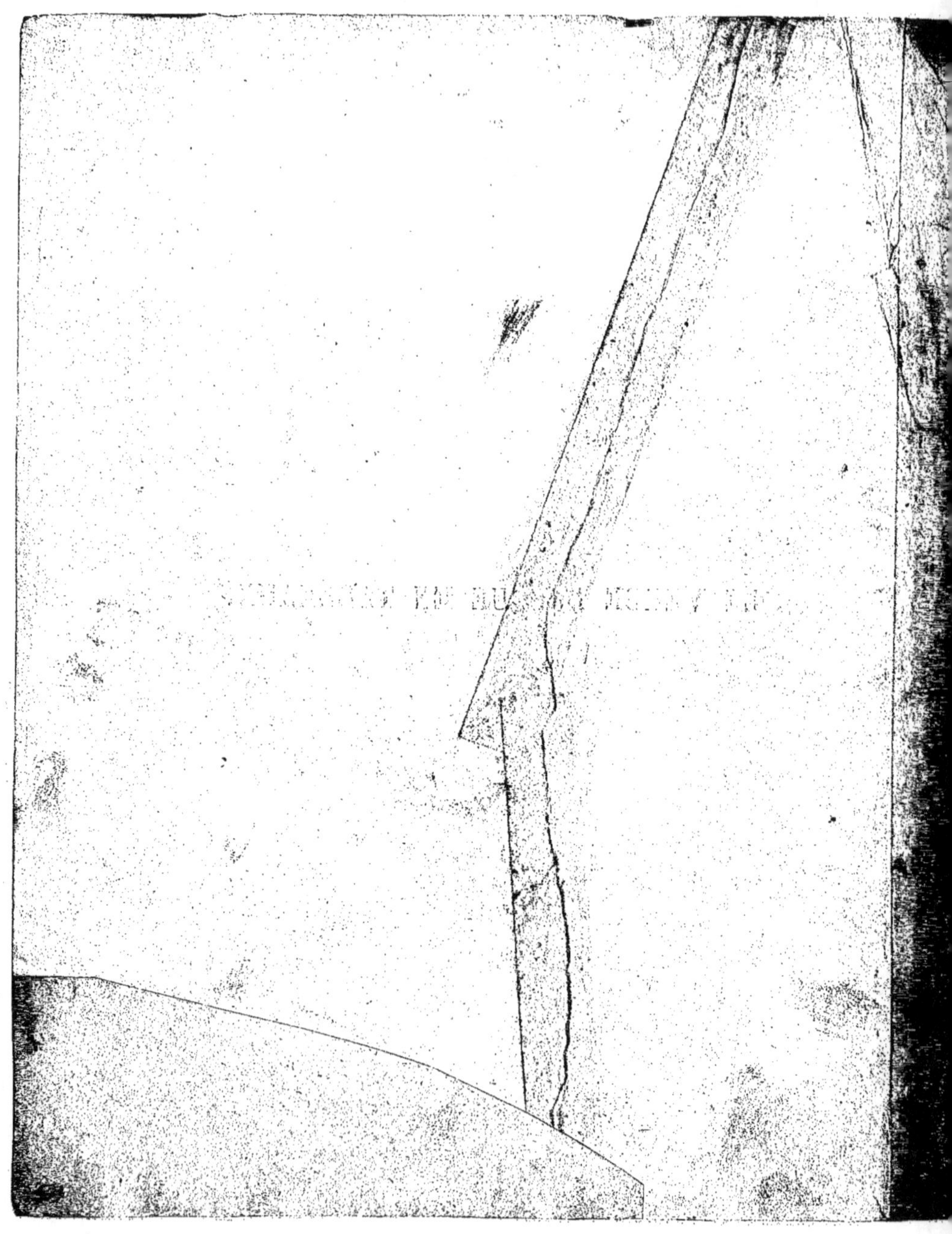

LE VERBE BASQUE

EN TABLEAUX,

PRÉSENTANT

LES FORMES DES DIALECTES

GUIPUSCOAN, BISCAÏEN, LABOURDIN ET SOULETIN,

COMPARÉES ENTRE ELLES;

AINSI QUE

LES PRINCIPALES VARIANTES DES AUTRES DIALECTES, SOUS-DIALECTES

ET VARIÉTÉS DE L'EUSCARA.

PAR LE PRINCE LOUIS-LUCIEN BONAPARTE.

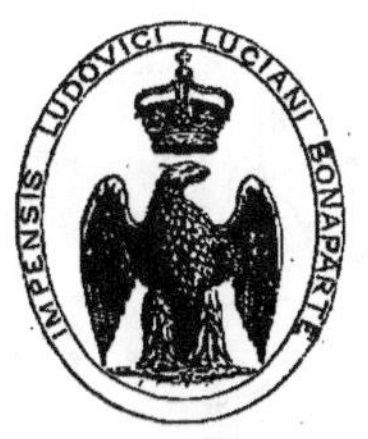

LONDRES. 1864.

TABLEAU MONTRANT LES TEMPS SIMPLES* DU VERBE BASQUE, VOIX TRANSITIVE ET INTRANSITIVE, DANS LES DIALECTES

№	Mode	Temps	GUIPUSCOAN		BISCAYEN		LABOURDIN		SOULETIN		Français	
1	Indicatif	Présent	dn	da	dau	du	du	da	du	da	il a	il est
2	. . .	Passé	zuen	zan	eban	zan	zuan	zen	zian	zen	il avait	il était
3	. . .	Futur	—	—	—	—	duke[4]	—[4]	duke	date	il aura	il sera
4	Impératif	Présent	beza	bedi	begi	bedi	beza	bedi	beza	bedi	qu'il ait	qu'il soit
5	. . .	Futur	—	—	begike	bedike	—	—	—	—	il aura	il sera
6	Subjonctif	Présent	dezan	dedin	dagijan	dodin	dezan	dadin	dezan	dadin	qu'il ait	qu'il soit
7	. . .	Passé	zezan	zedin	legijan	zedin	zozan	zadin	lezan	ledin	qu'il eût	qu'il fût
8	. . .	Futur présent	—	—	dagikian	dodikian	—	—	—	—	qu'il ait	qu'il soit
9	. . .	Futur parfait	—	—	legikian	zedikian	—	—	—	—	qu'il eût	qu'il fût
10	Suppositif	Présent	balu	bâlitz	baleu	balitz	balu	balita	balu	balita	s'il avait	s'il était
11	. . .	Présent potentiel	badeza	—	badagi	badedi	—	—	badeza[5]	baindi[5]	s'il a[5]	s'il est[5]
12	. . .	Futur	baleza	—	balogi	baledi	baleza	—	baleza	baledi	s'il avait	s'il était
13	. . .	Futur présent	—	—	badagike	badedike	—	—	—	—	s'il a	s'il est
14	. . .	Futur parfait	—	—	balogike	baledike	—	—	—	—	s'il avait	s'il était
15	Votif	Présent	—	—	—	—	—	—	ailu	ailita	qu'il eût!	qu'il fût!
16	. . .	Futur	—	—	—	—	—	—	ailena	ailedi	qu'il eût!	qu'il fût!
17	Conditionnel	Présent	luke	litzako	leuke	litzateko	luke	—[4]	luke	lizate	il aurait	il serait
18	. . .	Passé	zukean	litzakoan	leukian	litzatekian	zukan	—[4]	zukian	zatekian	il aurait eu	il aurait été
19	Potentiel	Présent	dezake[1,6]	diteke[1,6]	dui[1]	daite[1]	dezake[4,6]	daiteke[4,6]	dezake[6]	daite[6]	il peut avoir	il peut être
20	. . .	Passé	zezakean	zitekean	leijan[3]	leitian[3]	zezaken	ziteken[3]	zezakian	zaitekian	il pouvait avoir; il aurait pu avoir	il pouvait être; il aurait pu être
21	. . .	Futur	—[6]	—[6]	daike[1]	daiteke[3]	—[6]	—[6]	—[6]	—[6]	il pourra avoir	il pourra être
22	. . .	Fut. conditionnel	lezake[1]	liteko[1]	lei[1]	leite[1]	lezake[7]	liteke[4]	lezake[7]	leite[7]	il pourrait avoir	il pourrait être
23	. . .	Fut. parfait cond.	—	—	leike[1]	leiteke[1]	—	—	—	—	il pourrait avoir	il pourrait être
24	. . .	Fut. parf. antérieur cond.	—	—	leikian[1]	leitekian[1]	—	—	—	—	il aurait pu avoir	il aurait pu être

* Les variantes des différentes formes verbales, y incluses celles des principales variétés des dialectes basques, ne seront indiquées que dans les tableaux de la conjugaison complète.

[1] Les temps conditionnels du potentiel sont souvent employés, en guipuscoan et en biscayen, pour les temps non conditionnels du même mode : *dezake* ou *lezake*, *diteke* ou *liteke* "il peut avoir, il peut être". De même en biscayen *dai* ou *lei*, *daite* ou *leite* ; *daike* ou *leike*, *daiteke* ou *leiteke* ; *leijan* ou *leikian*, *leitian* ou *leitekian* pouvant signifier d'une manière non conditionnelle : *il peut avoir ou être, il pouvait avoir ou être, il pourra avoir ou être*. En guipuscoan le contraire peut avoir lieu ; c'est-à-dire que le présent du potentiel s'emploie quelquefois au lieu du futur conditionnel du même mode : *dezake* ou *lezake*, *diteke* ou *liteke* "il pourrait avoir, il pourrait être".

[2] Le présent du potentiel, à l'intransitif, exprime aussi, en labourdin, le futur de l'indicatif : *daiteke* "il peut être, il sera". De même le futur de l'indicatif y est souvent employé pour le présent du potentiel : *duke* "il aura, il peut avoir".

[3] Le passé du potentiel, à l'intransitif, exprime aussi, en labourdin, le passé du conditionnel : *ziteken* "il pouvait être, il aurait été".

[4] Le futur conditionnel du potentiel, à l'intransitif, exprime aussi, en labourdin, le présent du conditionnel : *liteke* "il pourrait être, il serait".

[5] Le présent potentiel du suppositif n'est réellement tel qu'en souletin. Dans ce dialecte *badeza* et *baindi* signifient *s'il peut avoir, s'il peut être*.

[6] Le présent du potentiel exprime en même temps le futur du même mode, en guipuscoan, en labourdin, en souletin : *dezake, diteke, daiteke, daite* "il peut avoir, il pourra avoir ; il peut être, il pourra être".

[7] Le futur conditionnel du potentiel remplace toujours, en souletin, le futur du conditionnel qui, ne faisant pas partie des temps simples de la langue basque, se trouve exprimé dans les autres dialectes tantôt, comme en souletin, par le futur conditionnel du potentiel, tantôt, comme en guipuscoan et en biscayen, par le présent propositif du conditionnel, temps composé du génitif du nom verbal et du présent du même mode. Le dialecte labourdin se sert, au transitif, de ces deux manières : *emanen luke* "il donnerait", *eman lezake* "il donnerait" ou "il pourrait donner" ; *ethorriko liteke* "il viendrait", *ethor liteke* "il pourrait venir". De même en guipuscoan *emango luke* "il donnerait", *emango lezake* "il pourrait donner" ; *etorri litzake* "il viendrait", *etorri liteke* "il pourrait venir" ; en biscayen *emongo leuke* "il donnerait", *emongo lei* "il pourrait donner" ; *etorri litzateke* "il viendrait", *etorri leite* "il pourrait venir" ; et en souletin *eman lezake* "il donnerait" ou "il pourrait donner" ; *jin leite* "il viendrait" ou "il pourrait venir".

...LEAU MONTRANT LES TEMPS COMPOSÉS DE LA LANGUE BASQUE, VOIX TRANSITIVE ET INTRANSITIVE, DANS LES DIALECTES

LABOURDIN (donner)	LABOURDIN (venir)	SOULETIN (donner)	SOULETIN (venir)	(fr. donner)	(fr. venir)	N°	Temps	GUIPUSCOAN (donner)	GUIPUSCOAN (venir)	BISCAYEN (donner)	BISCAYEN (venir)	LABOURDIN (donner)	LABOURDIN (venir)	SOULETIN (donner)	SOULETIN (venir)
							SUPPOSITIF (suite)								
emaiten du	ethortzen da	emaiten du	jiten da	il donne	il vient	37	Présent propositif	emango balu	etorriko balitz	emongo balen	etorriko balitz	—	—	eman baleza	jin badadi
eman da	etharri da	eman du	jin da	il a donné	il est venu	38	Présent potentiel	al² baleza	—	emon badagi	etorri badedi	—	—	emon ukhen badeza	jin izan badadi
—	etharrie da	emanik du	jinik da	il a (tout-à-fait)³ donné	il est (tout-à-fait)³ venu	39	Parfait potentiel	—	—	—	—	—	—	emanik ukhen badeza	jinik izan badadi
eman izan du	etharri izan da	eman ukhen du	jin izan da	il a donné, il a eu donné	il est venu, il a été venu	40	Perf. absolu pot.	al² baleza	—	emon balegi	etorri baledi	ahal² baleza	—	eman baleza	jin baledi
—	etharria izan da	emanik ukhen du	jinik izan da	il a eu donné	il a été venu	41	Futur	—	—	emon badegike	etorri badedike	—	—	—	—
emanen du	etharriko da	emanen du	jinen da	il donnera	il viendra	42	Futur présent	—	—	emon balegike	etorri baledike	—	—	—	—
eman izanen du	etharri izanen da	eman ukhenen du⁶	jin izanen da⁶	il aura donné	il sera venu	43	Futur parfait	—	—	—	—	—	—	—	—
—	etharria izanen da	emanik ukhenen du⁶	jinik izanen da⁶	il aura donné	il sera venu										
							VOTIF.								
emaiten zoen	ethortzen zen	emaiten zien	jiten zen	il donnait	il venait	44	Présent	—	—	—	—	—	—	aila ematen	ailits jiten
eman zoen	etharri zen	eman zien	jin zen	il donna, il avait donné	il vint, il était venu	45	Parfait	—	—	—	—	—	—	aila eman	ailits jin
—	etharrie zen	emanik zien	jinik zen	il donna, il avait donné	il vint, il était venu	46	Parfait absolu	—	—	—	—	—	—	aila emanik	ailits jinik
eman izan zoen	etharri izan zen	eman ukhen zien	jin izan zen	il avait donné	il était venu	47	Perf. antérieur abs.	—	—	—	—	—	—	aila ukhen emanik	ailits izan jinik
—	etharrie izan zen	emanik ukhen zien	jinik izan zen	il avait donné	il était venu	48	Futur	—	—	—	—	—	—	ailaza eman	ailedi jia
							CONDITIONNEL.								
—	—	emanen zien⁷	jiten zen⁷	il donnerait	il serait venu	49	Présent	—	—	—	inaten² litzateke	ematen luke	ethortzen litake	emaiten luke	jiten lizate
—	—	eman ukhenen zien⁷	jin izanen zen⁷	il aurait donné, il aurait eu donné	il serait venu, il serait été venu	50	Parfait	—	—	emon leuke	etorri litzateke	—	—	eman luke	jin lizate
—	—	emanik ukhenen zien⁷	jinik izanen zen⁷	il aurait eu donné	il serait été venu	51	Parfait absolu	—	—	—	—	—	—	emanik luke	jinik lizate
—	—	emaiten duke	jiten date	il donnera	il viendra	52	Parfait antérieur	—	—	emon izan leuke	etorri izan litzateke	—	—	—	—
eman duke	—	eman duke⁶	jin date⁶	il aura donné	il sera venu	53	Parf. ant. absolu	—	—	—	—	—	—	emanik ukhen luke	jinik izan lizate
—	—	emanik duke⁶	jinik date⁶	il aura donné	il sera venu	54	Présent propositif	emango luke	etorriko litzake	emongo leuke	etorriko litzateke	emonen luke	etherriko litake	—	—
—	—	eman ukhen duke	jin izan date	il aura eu donné	il aura été venu	55	Passé imparfait	—	—	—	inaten² litzatekian	—	—	emaiten zukian	jiten zatekian
—	—	emanik ukhen duke	jinik izan date	il aura eu donné	il aura été venu	56	Passé parfait	—	—	emon leukian	etorri litzatekian	eman zuken	—	eman zukian⁷	jin zatekian⁷
eman beza	ethor bedi	eman beza	jin bedi	qu'il donne	qu'il vienne	57	Passé parf. absolu	—	—	—	—	—	—	emanik zukian⁷	jinik zatekian⁷
—	—	emanik ukhen beza	jinik izan bedi	qu'il ait donné	qu'il soit venu	58	Passé antérieur	—	—	emon izan leukian	etorri izan litzatekian	—	—	eman ukhen zukian⁷	jin izan zatekian
—	—	—	—	il donnera	il viendra	59	Passé ant. absolu	—	—	—	—	—	—	emanik ukhen zukian⁷	jinik izan zatekian
—	—	—	—			60	Passé propositif	emango leukian	etorriko litzatekian	emongo leukian	etorriko litzatekian	—	—	—	—
eman dezan	ethor dedin	eman dezan	jin dadin	qu'il donne	qu'il vienne	61	Passé prop. antérieur	—	—	—	—	—	—	—	—
							POTENTIEL.								
—	—	emasoik ukhen dezan	jioik izan dadin	qu'il ait donné	qu'il soit venu	62	Présent	emon dai	etorri diteke	emon dai	etorri daite	eman dezako	ethor daiteke	eman dezake	jin daite
eman lezan	ethor zadin	eman lezan	jin ladin	qu'il donnât	qu'il vînt	63	Parfait	—	—	—	—	eman izan dezake	ethor izan daiteke	eman ukhen dezake	jin izan daite
eman ukhen lezan	—	eman ukhen lezan	jin izan ladin	qu'il eût donné	qu'il fût venu	64	Parfait absolu	—	—	—	—	etherria izan daiteke	—	emanik ukhen dezake	jinik izan daite
—	—	emanik ukhen lezan	jinik izan ladin	qu'il eût donné	qu'il fût venu	65	Passé	eman zezakean	etorri ziteken	emon leijan	etorri leitian	eman nezakan	ethor ziteken	eman nezakian	jin zaitekian
—	—	—	—	qu'il donne	qu'il vienne	66	Passé antérieur	—	—	—	—	—	—	eman ukhen nezakian	jin izan zaitekian
—	—	—	—	qu'il donnât	qu'il vînt	67	Passé ant. absolu	—	—	—	—	—	—	emanik ukhen nezakian	jinik izan zaiteki...
emaiten balu	ethortzen balitz	emaiten balu	jiten balitz	s'il donnait	s'il venait	68	Futur	—	—	emon daike	etorri daiteke	—	—	—	—
eman balu	ethar balitz	eman balu	jin balitz	s'il avait donné	s'il était venu	69	Futur conditionnel	eman lezake	etorri liteke	emon lei	etorri leite	eman lezake	ethor liteke	eman lezake	jin leite
—	etharrie balitz	emanik balu	jinik balitz	s'il avait donné	s'il était venu	70	Futur condit. absolu	—	—	—	—	—	—	emanik ukhen lezake	jinik izan leite
eman ukhen balu	—	eman ukhen balu	jin izan balitz	s'il avait donné, s'il avait eu donné	s'il était venu, s'il avait été venu	71	Futur parf. condit.	—	—	emon leiko	etorri leiteke	—	—	—	—
emanik ukhen balu	—	emanik ukhen balu	jinik izan balitz	s'il avait eu donné	s'il avait été venu	72	Fut. parf. antérieur cond.	—	—	emon leikian	etorri leitekian	—	—	—	—

¹ ... et accompagné du nom et du chat "pouvoir": al baleza, "s'il peut, s'il a pouvoir"; al baleza, ahal baleza "s'il pourrait, s'il avait pouvoir". — ... temps composés, qu'avec le nom verbal mis à l'intransitif: textes littérales "il serait", textes féminins "il aurait été". — ... é antérieur absolu du conditionnel. — ⁵ Le nom verbal au cas indicatif, dans le dialecte souletin, et au nominatif article, dans le dialecte labourdin, ne peut se rendre en français qu'approximativement par l'addition des mots: tout-à-fait, déjà, etc. Cela s'applique à tous les temps composés de ce tableau, formés de emanik, etherria, jinik.

² Le parfait antérieur de l'indicatif n'est pas très-usité en biscayen. — ⁴ Le parfait propositif et le parfait propositif absolu de l'indicatif sont moins employés, en souletin, que le futur parfait et le futur parfait absolu du même mode. — ⁵ Le passé propositif, surtout le passé propositif antérieur, et le passé propositif antérieur absolu de l'indicatif sont moins employés.

³ Le parfait propositif de l'indicatif est exprimé souvent, en biscayen, par le présent propositif du même mode: emango dau "il donnera" ou "il aura donné"; etorriko da "il viendra" ou "il sera venu". — ⁷ Voyez la note 5 du Tableau des temps simples.